Ernest REYMOND-NICOLET

Membre d'honneur de la Société lorraine de psychologie appliquée

Je me détends

CONTROLE DE SOI-MÊME PAR LE RELACHEMENT MUSCULAIRE

Préface du D^r Ed. CLAPARÈDE

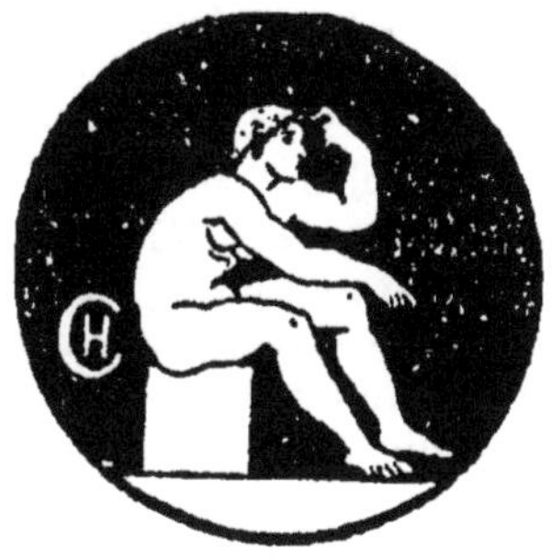

ÉDITIONS FORUM
NEUCHATEL et GENÈVE
Librairie FISCHBACHER
PARIS, 33, Rue de Seine

Questions politiques et sociales

Fidèle au but d'utilité sociale et nationale de son activité, le FORUM a provoqué *un débat politique* entre deux hommes également sincères et de tendances opposées, que suivront avec intérêt tous les citoyens éclairés.

M. Charles NAINE, conseiller national, a développé ses idées sous ce titre : *SOCIALISME SOLIDARISTE*, et M. Paul PICTET, député, vient, en réponse, d'exposer ses convictions dans *A LA RECHERCHE DU BIEN-ÊTRE* (Réponse à un marxiste).

Le succès de *Socialisme solidariste* nous a prouvé l'utilité d'un semblable débat, strictement objectif. *A la recherche du bien-être* recevra certainement un accueil aussi empressé. Ces deux exposés de haute valeur seront lus par tous ceux que préoccupent les grands problèmes politiques de l'époque actuelle.

Le *problème social* sollicite également tous les esprits et se pose à toutes les consciences. Le FORUM présente au public suisse, sous forme de fascicules élégants et en une traduction remarquable, une œuvre puissante de l'apôtre américain W. RAUSCHENBUSCH : *Christianizing the social order*. Ce livre a eu un retentissement énorme dans les pays anglo-saxons. Notre premier fascicule est intitulé : *LE PLAT DE LENTILLES* et s'écoule rapidement en Suisse, en France, en Belgique. De même le deuxième, qui a pour titre : *LA SITUATION TRAGIQUE DU RICHE*. Le troisième est sous presse : *AGIR : COMMENT?*

Quelles sont les sources du mal qui ronge notre vie sociale ? Pourquoi une civilisation, qui a tant de puissance à mettre au service du bien, produit elle des résultats aussi désastreux ? Comment mettre notre ordre social en harmonie avec les principes de la morale du christianisme ? RAUSCHENBUSCH montre ici, avec une vérité et une vigueur saisissantes, tout ce qu'il faut transformer. Tant d'iniquités ont révolté son âme juste !

Ces pages émeuvent, empoignent et convainquent. Comment n'exerceraient-elles pas chez nous la même influence profonde que dans la démocratie américaine, pourtant plus avancee que la nôtre, à divers points de vue ?

SORT DE PRESSE

L'ÉCOLE ACTIVE

Par Ad. FERRIÈRE

DOCTEUR EN SOCIOLOGIE

Directeur du Bureau international des Ecoles nouvelles

Professeur à l'Institut J. J. Rousseau (Ecole des Sciences de l'Education, Genève)

---

2 volumes In-8°, Editions FORUM
(Neuchâtel, Genève, Paris)

TOME I. **Les Origines.** Prix : fr. **5.** »

Table des matières : Introduction. — Les précurseurs de l'Ecole active. — L'Ecole active avant la guerre. — L'Ecole active dans les pays de langue allemande. — L'Ecole active selon G. Kerschensteiner.

TOME II. **Principes et applications.** Prix : fr. **6.** »

Table des matières : Les fondements psychologiques de l'Ecole active. — L'activité manuelle à l'Ecole active. — L'activité sociale à l'Ecole active. — L'activité intellectuelle à l'Ecole active. — L'avenir de l'Ecole active. — Index des noms cités.

Ce nouvel et important ouvrage de M. Ad. Ferrière marque un événement dans les pays de langue française, où le problème de la transformation de l'école publique est, plus que jamais, à l'ordre du jour. Il n'existait encore aucun ouvrage français montrant clairement la théorie et la pratique de l'éducation nouvelle. C'est cette grave lacune que vient combler l'*Ecole active*.

L'*Ecole active* fera sensation. Elle continue et parachève l'*Emile* de Jean Jacques Rousseau, et restera comme une œuvre maîtresse de la littérature éducative.

D'une haute tenue scientifique, l'*Ecole active* est cependant passionnante comme un roman d'aventure. C'est, en effet, toute la tragique et grandiose aventure de notre jeunesse qui y apparaît. Les parents, non moins que les maîtres, trouveront un intérêt de premier ordre et le plus grand profit à lire l'*Ecole active*. M. Ferrière — l'éminent psychologue qui a consacré sa vie entière à la réforme de l'éducation de l'enfant — est indiscutablement l'une des plus hautes autorités auxquelles parents et maîtres puissent s'adresser.

JE ME DÉTENDS

CONTROLE DE SOI-MÊME

PAR LE RELACHEMENT MUSCULAIRE

EDITIONS FORUM

(Compte de chèques postaux Nº IV. 881, NEUCHATEL)

Les EDITIONS FORUM, créées dans un but d'utilité sociale et nationale, font paraître périodiquement des publications écrites par nos meilleurs écrivains et spécialistes et traitant, dans tous les domaines, toutes les questions présentant un caractère d'actualité et d'intérêt général. En donnant aux lecteurs des livres de valeur, *aux prix les plus bas*, nous désirons provoquer un échange d'idées aussi actif que possible et rechercher en tout la vérité : politique, sociale, littéraire, philosophique, scientifique.

Les EDITIONS FORUM s'occupent, en toute indépendance et dans le seul souci du bien du pays, de tous les problèmes se posant à l'attention des citoyens. Elles s'adressent à l'élite intellectuelle comme au grand public et veulent multiplier les contacts entre les diverses classes de la population, dont la collaboration est plus que jamais indispensable.

PREMIÈRES PUBLICATIONS DU FORUM

		Prix pour la Suisse
PÉDAGOGIE, ÉDUCATION		
Dr Ad. FERRIÈRE .... Directeur du Bureau international des Ecoles nouvelles.	*L'Ecole active.* Tome I. Les origines	Fr. 5 »
	Tome II. Principes et applications.........	Fr. 6 »
LE MÊME	*L'éducation dans la famille*	Fr. 2 70
Pierre BOVET .... Prof. à l'Université de Genève.	*Le génie de Baden-Powell : ce qu'il faut voir dans le Scoutisme*	Fr. 1 80
LE MÊME	*La réforme scolaire à l'Université*	Fr. 2 »
Dr R. CHABLE	*Education sexuelle et maladies vénériennes.*	Fr. 2 »
LE MÊME	*Jusqu'au mariage*	Fr. 1 20
Aug. LEMAITRE	*Le symbolisme dans les rêves des adolescents et l'inversion précoce*	Fr. 2 »
QUESTIONS SOCIALES :		
Walter RAUSCHENBUSCH .... (Extr. trad. de l'anglais par S. GODET)	I. *Le plat de lentilles*	Fr. 2 40
	II. *La situation tragique du riche*	Fr. 2 85
	III. *Agir. — Comment?* (en travail).............	Fr. » »
Marcelle CHAVANNES ..	*Métiers féminins. Lequel choisir?*	Fr. 3 »
SCIENCES		
Dr L. SCHNYDER .... Prof. agrégé à l'Université de Berne.	*Les limites de la psychothérapie*	Fr. 2 »
Ch.-Ed. GUILLAUME ... Directeur du Bureau international des poids et mesures. Lauréat du Prix Nobel. Correspond. de l'Institut de France.	*La compensation des horloges et des montres. Procédés nouveaux*	Fr. 2 25
Ernest REYMOND-NICOLET ...	*Je me détends* (Contrôle de soi-même par le relâchement musculaire)..	Fr. 2 50
MORALE, RELIGION :		
Roger BORNAND	*Concentrations protestantes*	Fr. 2 25
ECKLIN, BERGUER, FORNEROD	*La mission du protestantisme*	Fr. 2 »
Frank THOMAS	*La crise de la famille*	Fr. 1 20
LITTÉRATURE :		
Charly CLERC	*Lettres sur l'esprit romand*	Fr. 2 »
Auguste LEMAITRE	*En glanant dans mes souvenirs* (Récits et anecdotes)...................	Fr. 2 50
PHILOSOPHIE :		
René DE SAUSSURE ... Lauréat de l'Institut de France.	*La structure de la réalité*	Fr. 4 »
UN DÉBAT POLITIQUE		
Charles NAINE .... Conseiller national.	*Socialisme solidariste*	Fr. 2 »
Paul PICTET .... Député.	*A la recherche du bien-être* .... (Réponse à un marxiste.)	Fr. 2 »
QUESTIONS NATIONALES :		
Colonel LECOMTE	*L'avenir de l'armée suisse*	Fr. 1 80
USTERI, MICHELI, MOTTA, etc.	*L'indépendance de la presse suisse* .... (Dans les 4 langues nationales.)	Fr. 2 50
R. CALAME	*Réorganisation rationnelle de nos administrations publiques*	Fr. 3 50

Les manuscrits doivent être adressés à la Direction des Editions Forum, à Neuchâtel.

Ernest **REYMOND-NICOLET**

Membre d'honneur de la Société lorraine de psychologie appliquée

Je me détends

CONTROLE DE SOI-MÊME PAR LE RELACHEMENT MUSCULAIRE

Préface du Dr Ed. **CLAPARÈDE**

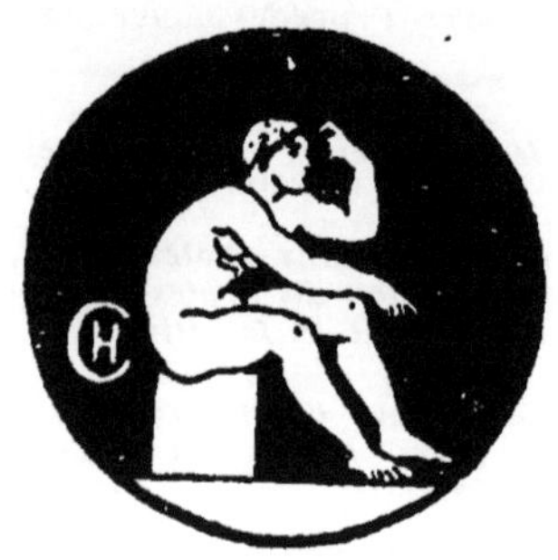

ÉDITIONS FORUM
NEUCHATEL et GENÈVE
Librairie FISCHBACHER
PARIS, 33, Rue de Seine

PUBLICATION DU MÊME AUTEUR

AUTO-ÉDUCATION ET AUTO-SUGGESTION

PRIX : 1 FRANC (SUISSE)

EXTRAITS DE QUELQUES ARTICLES SUR CE LIVRE

L'Intermédiaire des Educateurs :

Bonnes pages, claires et toniques. L'auteur admet, avec la nouvelle Ecole de Nancy, que « la volonté ne peut pas lutter avec l'imagination, mais elle peut aiguiller cette dernière et par là la gouverner ».

Gazette de Lausanne :

Nous pouvons assurer que M. Ernest Reymond est un bon guide, qui sait se faire comprendre et possède le don d'influencer et de convaincre. La brochure de M. Reymond est à recommander à tous, mais plus spécialement aux éducateurs de la jeunesse.

L'Educateur :

C'est une synthèse qui nous paraît réussie dans sa brièveté, de ce que nous avons de précis sur le problème de l'auto-éducation par la création d'habitudes et de la mise en œuvre de l'idéo-dynamisme.

La Suisse :

Jeunes et adultes y trouveront des remarques très justes sur la manière facile d'agir sur soi-même et de lutter contre ses défauts.

PRÉFACE

M. Ernest Reymond-Nicolet n'est ni médecin, ni psychologue de carrière. Son étude n'en constitue pas moins une contribution très intéressante à la psychothérapie, aussi bien à sa pratique qu'à sa théorie. Et je me félicite d'autant plus de la voir aujourd'hui paraître in extenso, *que, par suite des difficultés actuelles de publication, je n'avais pu en insérer qu'un court résumé dans les* Archives de psychologie (1), *lorsqu'il m'adressa son manuscrit, en 1918.*

Souffrant de diverses petites misères, comme la plupart d'entre nous, — car ils sont peu nombreux ceux qui ont eu la chance, à cette grande loterie de l'hérédité, de ne tirer que de bons numéros, — M. Reymond-Nicolet est parvenu à en triompher par le procédé qu'il nous expose, celui d'une détente, d'un relâchement musculaire total.

Et il me demande de dire ici « ce que j'en pense ».

Les pages qui suivent comprennent deux choses différentes : l'exposé d'un procédé curatif et une interprétation psycho-physiologique de son mode d'action.

(1) N° 66, novembre 1918, t. XVII.

La vertu curative du relâchement musculaire constitue un fait que l'art médical ne peut qu'enregistrer. Sans doute, l'auto-observation de l'auteur devrait être répétée, contrôlée sur d'autres personnes, pour qu'on puisse affirmer cette valeur curative, pour qu'on puisse se faire une idée de son importance. — D'une part, en effet, il se pourrait que l'amélioration physique et psychique constatée ne soit pas la conséquence du relâchement lui-même, mais celle de telle autre circonstance concomitante qui a échappé au sujet. C'est ce qu'on peut supposer de tout traitement, quand l'affirmation de son succès ne repose pas sur des statistiques. Est-ce par lui, ou malgré lui, *que le malade s'est guéri...? Et l'on pense tout naturellement à l'auto-suggestion, qui a assez bon dos pour endosser les succès des médications dont le mécanisme ne nous est pas clair. Je m'empresse cependant d'ajouter que ce scepticisme, qu'ordonne d'ailleurs la saine méthode, ne me paraît pas ici de rigueur, et que l'hypothèse la plus simple, en face des faits relatés avec tant d'exactitude par M. Reymond-Nicolet, est bien celle qui rapporte à la détente opérée les résultats obtenus.*

D'autre part, un procédé curatif n'est pratiquement intéressant que s'il offre une certaine généralité d'application. Tout « nerveux » est-il susceptible de bénéficier de ce relâchement musculaire ? La réponse à cette question relève de l'expérience. Et il est à souhaiter que les lecteurs de ce livre fassent consciencieusement l'essai du système proposé, et veuillent bien ensuite communiquer les résultats qu'ils en auront obtenu. On peut faire cet essai sans crainte ! Cela ne fera certainement pas de mal. (Peut-on en dire autant de tous les remèdes ?) — Et j'ose même affirmer qu'il y a beaucoup de chances pour que cela procure un soulagement réel.

Les bienfaits de la relaxation corporelle ont en effet été remarqués de tout temps, depuis les Yogi de l'Inde, qui préconisent la détente de tous les muscles (« l'entrée dans le silence », disent-ils) comme la condition préalable de toute culture psychique, comme nécessaire pour atteindre ce niveau supérieur auquel ils veulent élever leur âme, — jusqu'à mon éminent ami Jaques-Dalcroze, qui recommande constamment aussi, dans ses leçons de rythmique, de se décontracter, moyen sine qua non *pour reconquérir la maîtrise de soi, qu'une foule de petits automatismes intempestifs nous ont fait perdre.*

Assurément, par le temps qui court, nous sommes trop, beaucoup trop « tendus ». Et bien des gens ne savent plus se détendre. Demandez à quelqu'un de s'asseoir dans un fauteuil, et de relâcher tous ses muscles, de faire la « patte molle », de façon que lorsqu'on soulève son bras et qu'on l'abandonne soudain, celui-ci retombe de son propre poids, comme un corps inerte. Et vous verrez que beaucoup de personnes n'y parviennent pas : ou elles conservent le bras en l'air, ou bien elles l'abaissent volontairement, d'un geste brusque. Il faut leur apprendre à se détendre.

C'est chez ces personnes surtout, je l'ai remarqué, que l'on constate le bienfait que procure cet état d'assoupissement qu'on appelle la pseudo-hypnose, parce que les sujets ne dorment pas et que leur personnalité n'est en rien altérée, état qui consiste précisément dans une détente complète de tous les muscles, et dans lequel les patients me semblent être dans un état de réceptivité spéciale à l'égard des suggestions curatives.

Il n'en est que plus curieux qu'on n'ait pas songé à exploiter systématiquement la détente musculaire (qui entre, associée à d'autres agents, dans diverses sortes de traitements, comme la cure de repos, les bains de soleil, l'hypnotisme, et peut-être même la psychanalyse). Je ne retrouve dans ma mémoire qu'un article du Dr L. Hirschlaff, de Berlin, rapportant une méthode fondée principalement sur la « détente intentionnelle de toute la musculature du corps » (Münchener mediz. Wochenschrift, 1911). Et encore cette détente était-elle associée à des exercices de concentration mentale.

Nous devons donc être très reconnaissants à M. Reymond-Nicolet d'avoir, en publiant ses observations, attiré l'attention sur l'importance de la relaxation.

Quant à l'interprétation du phénomène, nous nageons encore dans les hypothèses, et celles que suggère l'auteur sont plausibles. Je ne pense pas que le fait même du repos physique (impliqué dans la détente musculaire) puisse expliquer suffisamment les effets obtenus. Au contraire, la modification périphérique qu'elle apporte me paraît propre à influencer le système émotif, conformément à la théorie de James-Lange.

Mais je crois qu'il faut invoquer surtout — comme

M. Reymond-Nicolet le fait lui-même avec beaucoup de sagacité — la libération d'énergie. On immobilise, en étant constamment tendu, une grande quantité d'énergie. En se décontractant, on la rend disponible. Il ne serait pas étonnant que cette énergie à l'état naissant puisse alors être utilement redistribuée dans des voies nerveuses favorables, surtout si ces voies ont été entr'ouvertes par une suggestion préalable. — J'avais jadis (Rev. méd. de la Suisse rom., 1905) *tenté d'expliquer par une libération d'énergie, due au relâchement des réflexes de défense, le mécanisme de l'action favorable du facteur « confiance » en psychothérapie. Je suis heureux de voir M. Reymond-Nicolet apporter une sorte de confirmation à cette manière de voir.*

Cette redistribution d'énergie est-elle une simple vue de l'esprit ? Une expérience de laboratoire, que je demande la permission de citer, montre qu'il s'agit bien là d'une réalité. Il y a quelques années, j'ai découvert — ou du moins je me figure avoir découvert ; car, comme il n'y a rien de nouveau sous le soleil, on n'est jamais sûr d'avoir été le premier à apercevoir quelque chose — il y a quelques années, j'ai constaté le fait suivant : en travaillant à l'ergographe avec les deux mains à la fois, j'ai observé que l'arrêt du travail d'une des mains avait aussitôt pour conséquence un relèvement du travail de l'autre, relèvement qui se marquait nettement sur le cylindre enregistreur. C'est comme si l'énergie inutilisée d'un côté se transférait, se redistribuait automatiquement dans le membre opposé. (Voir Arch. des Sc. phys. et nat., 1917).

Mais il ne saurait être question de discuter dans le détail les mécanismes possibles des bons effets de la détente. En félicitant encore M. Reymond-Nicolet pour sa suggestive étude, nous ne pouvons mieux faire que de conclure par le précepte auquel doivent toujours obéir aussi bien la science expérimentale que l'art médical : Essayons !

D^r^ Ed. CLAPARÈDE.

Champel, Genève, 1er janvier 1922.

JE ME DÉTENDS

Historique

Par suite d'une certaine sensibilité émotionnelle, j'ai de tout temps cherché à réagir contre cette cause d'infériorité sociale et de souffrances morales. Tour à tour la religion, la morale, l'occultisme, le bluff du « magnétisme personnel », etc., m'ont offert leur aide mystique, leurs théories, leurs prétendus exercices de volonté. Une de ces théories illusoires enseigne entre autres que, pour arriver à la maîtrise de soi-même, il faut *arrêter* les mouvements involontaires superflus qui sont la manifestation extérieure du manque de calme intérieur. L'essai que j'en fis ne fut pas bon, malgré toute mon application : pendant que l'attention se fixait avec peine sur un point, l'automatisme habituel faisait des siennes ailleurs ; la fatigue et l'ennui survenant, produisaient une lassitude et une usure nerveuse hors de proportion avec les petits résultats acquis. Il en était de même pour les désirs, les émotions, les mauvaises habitudes, etc. La personnalité s'éparpille et se déprime à vouloir maîtriser des énergies indisciplinées, par des moyens allant souvent à fin contraire du but visé.

A travers le charabia verbeux de divers bouquins d'allure parfois charlatanesque, je retins cependant vaguement un procédé de « détente nerveuse » devant produire un état passif de repos et surtout de réceptivité hypnotique. Longtemps je m'en servis sans autre, et sans aller plus loin que les auteurs de ce moyen tout empirique. Mais un jour, à la suite de certaines associations d'idées, une lumière se fit, intuitive et fulgurante : « Voilà le vrai moyen d'inhibition des manifestations involontaires et nuisibles. » Cette fois les essais furent assez encourageants pour m'engager à les poursuivre et à les étendre.

En même temps, certain qu'un phénomène aussi important n'avait pas pu être ainsi « découvert » par un profane de mon acabit, et curieux d'en connaître les causes, je me mis à l'étude d'ouvrages de psychologie. Travail ardu et rébarbatif au début, que celui de me débrouiller dans un domaine aussi étranger. Les théories de James et de Lange sur l'émotion et les mouvements me firent entrevoir que mon idée intuitive pouvait n'être pas dénuée de fondement. Mais je ne trouvai pas tout à fait ce que je cherchais, c'est-à-dire que *le relâchement volontaire des muscles doit avoir une action inhibitoire sur les causes de leurs mouvements.* En effet, James montre bien comment une émotion peut être suscitée par la production à sang-froid des mouvements qui en sont les soi-disant manifestations, Mais visiblement pénétré de l'idée que « l'émotion s'accroît souvent quand on en arrête les expressions physiques » (1), il est loin de songer au relâchement musculaire.

Je ne sais si on trouve quelque part des recherches ou des expériences dans ce sens ; pour ma part, je n'en ai pas vu trace dans mes lectures, pas même dans la *Psychologie des sentiments*, de Th. Ribot, qui, pourtant, témoigne d'une si vaste documentation.

(1) W. James, *Précis de psychologie*, p. 509.

Livré à moi-même, je résolus de continuer mes essais, d'approfondir la pratique et la théorie d'un procédé dont je soupçonnais les conséquences. Je me mis à exercer le « relâchement musculaire », d'abord pour le réaliser aussi parfaitement que possible ; puis, quand je fus arrivé au degré jugé convenable, j'en tentai l'application à l'inhibition de mouvements nerveux superflus. Cela me conduisit à en expérimenter l'effet sur des troubles purement physiques. Enfin, j'essayai son action sur quelques manifestations affectives. De là les divisions adoptées dans l'exposé de mes observations. Je décris auparavant le procédé lui-même, et je n'y reviendrai dans la suite que si une touche spéciale doit être ajoutée pour la compréhension d'un cas donné.

Le relâchement musculaire

Comme l'indique son nom, le relâchement musculaire est une détente des muscles. Il consiste à relâcher ceux-ci aussi parfaitement que possible, y compris les muscles de certains organes intérieurs (diaphragme, muscles intestinaux, etc). Au début, je me couchai en me posant comme un corps privé de vie ; un membre soulevé par une autre personne retombe flasque, inerte, lorsqu'il est abandonné à lui-même. Plus tard, je me suis exercé dans les positions et les circonstances les plus diverses, même en marchant, à opérer le relâchement des muscles inactifs, ainsi qu'à employer le minimum de tension pour ceux en action.

Le mode opératoire est celui-ci : légère aspiration arrêtée avant son achèvement comme pour faire un petit effort, par exemple pour soutenir un fardeau pas trop lourd. Laisser immédiatement ressortir l'air en une expiration brève mais large et sans effort, dans le même temps qu'on relâche les muscles. Toute cette seconde partie de l'action doit se faire bien synchroniquement et, pour continuer la comparaison, comme si, fatigué de soutenir le fardeau, on le laissait choir. Cependant cela ne doit pas évoquer l'idée d'un acte pénible ; au contraire, on arrive à le réaliser avec une aisance ouatée de mollesse et d'abandon. Ensuite, comme il est rare que la détente soit parfaite du premier coup, au bout d'une ou deux secondes, on approfondit l'état d'un degré. Suivant les dispositions du moment, ou la position plus ou moins commode, on a parfois à se reprendre à plusieurs fois jusqu'à ce qu'on ait obtenu l'état dans lequel on perçoit en la conscience le sentiment de bien-être ou d'amélioration cherché. Pendant la durée du relâchement, il faut souvent, mentalement, passer en revue toutes les parties du corps et s'assurer si la détente est bien générale. J'ai été surpris de constater combien rapidement et inconsciemment les fibres musculaires reviennent à un certain état de contraction.

Par un contrôle sur quelques personnes, j'ai pu me convaincre que tout le monde n'arrive pas également à réaliser le relâchement. Certains même sont dans un état de tension permanente qui nécessite, pour parvenir à un résultat, un exercice prolongé. Nous y reviendrons.

Divers effets physiques

Guidé par la pensée que le relâchement musculaire, étant avant tout de nature physique, devait avoir quelque influence sur divers phénomènes purement physiologiques, il m'est venu à l'idée de l'expérimenter pour l'amélioration de certains troubles corporels passagers ou chroniques. Voici quelques cas où le procédé m'a particulièrement réussi :

Toux. Je suis sujet à une irritation du larynx et des

bronches, provoquant une toux parfois très forte, et qui apparaît surtout lorsque je suis couché, notamment le matin. De nombreuses fois je suis arrivé à l'arrêter, non sans quelque patience il est vrai. Quand vient le chatouillement avant-coureur, je me mets en état général de relâchement musculaire dans la position que je sens la plus favorable. Je réduis la respiration au minimum et je tâche de la rendre légère, même de la retenir sans exercer d'effort. Cet état n'a rien de désagréable, et dans tous les cas est infiniment plus supportable qu'un gros accès prolongé de toux. Lorsque le point d'irritation menace d'être le plus fort, je redouble de tranquillité, je contrôle la détente locale jusqu'à ce qu'il cède peu à peu. Quelquefois la toux explose malgré tout, mais je m'arrête aussitôt et je recommence. Au bout d'un certain temps, je sens le point d'irritation pour ainsi dire se dissoudre, et un sentiment de délivrance m'annonce que je n'ai pas à craindre de retour offensif.

Constipation. Depuis plusieurs années, j'avais une forte constipation. Je ne suis pas encore revenu de l'étonnement que m'a causé la facilité avec laquelle cette indisposition a cédé à quelques séances de relâchement musculaire. La guérison s'est maintenue.

Nausées. Mon estomac avait coutume de protester contre l'ingestion de mets gras par des nausées et des malaises allant jusqu'aux sueurs froides. Ces symptômes résistent maintenant à peine quelques minutes à la détente musculaire. Je suis aussi arrivé à prévenir les nausées par une séance faite au bon moment.

Le hoquet est une affection très désagréable et qui se joue souvent des efforts qu'on fait pour la faire cesser. Des accès qui, autrefois, étaient pénibles et longs à disparaître, cèdent actuellement en peu de temps au procédé suivant : je me couche sur le ventre avec un coussin sous la région du diaphragme. Relâchement général et surtout local ; respiration très légère et réduite au minimum.

Fatigue physique. C'est spécialement au service militaire que j'ai eu l'occasion de constater l'effet heureux du relâchement musculaire sur la fatigue. Pendant les haltes, je m'étends dans l'herbe ; si ce n'est pas faisable, je m'assieds au bord de la route. Les vêtements aussi ouverts qu'il est possible. Je m'applique à réaliser la détente générale à l'extrême limite, jusqu'à une sorte de bonne torpeur. Le commandement de « debout » fait cesser instantanément cet état de passivité qui, si court qu'il ait été, a permis non seulement à l'organisme de faire quelque peu le service de voierie des déchets d'usure de la fatigue, mais encore aux énergies latentes de bander à nouveau leur ressort.

Evidemment, les haltes horaires ne sont pas assez longues pour permettre un repos complet. A la fin de la journée, les déficits accumulés font tout de même que seul un sommeil prolongé pourra réaliser une restauration suffisante. Mais à plus d'une reprise j'ai pu m'assurer que des collègues plus résistants et mieux entraînés que moi manifestaient des signes de fatigue plus prononcés. Cette propriété qu'a le relâchement musculaire de reposer est, à mon sens, une des plus remarquables de ce procédé. Nous y reviendrons.

Mouvements nerveux inutiles, tics, etc. Quantité de ces petits mouvements des membres, de la tête, des paupières, manie de siffloter, de tambouriner, qui décèlent un esprit enclin à la distraction, en un mot de ces tics dont on prend si rapidement l'habitude et dont on a tant de peine à se débarrasser, sont aisés à diminuer d'abord, puis à faire disparaître. Ici, je pratique, comme toujours, le relâchement général ; mais j'accorde une attention spéciale aux gestes à inhiber.

De la même sorte sont les *impatiences nerveuses* éprouvées dans les membres, les inquiétudes qui font changer à tout moment de position. Dans ces cas, naturellement, il faut déjà un peu plus de constance dans l'application du procédé que pour les simples tics. Je puis dire que je n'ai jamais en vain fait appel au relâchement musculaire, lorsque, malgré l'apparente inefficacité du début, je persévérais. J'ai pu, dans ces cas, me convaincre qu'un échec provient toujours d'un défaut dans la perfection de réalisation du procédé.

Repos, calme et sommeil

La vie trépidante actuelle détermine même chez les plus placides un état habituel de tension, que les nuits, les jours de repos hebdomadaires et les vacances parviennent à peine à diminuer. L'équilibre nerveux instable dans lequel se trouve en général l'homme moderne est toujours sur le point de se rompre, si bien qu'une bonne part de ses efforts se dépense la plupart du temps à maintenir sa personnalité dans des limites pas trop anormales.

Je ne suis certes pas le premier à avoir constaté l'effet calmant et reposant de la détente musculaire, lorsqu'on l'emploie d'une façon générale. Mais, jusqu'ici, elle n'a pas été étudiée avec suite, et les quelques bouquins mystico-occultes qui la recommandent sont loin d'en soupçonner tous les effets et encore bien moins le mécanisme. On ne pense guère à autre chose qu'à un *arrêt* volontaire de même nature que celui qui nous fait retenir un geste violent.

J'ai appelé ailleurs « bain de calme » (1) l'effet souverainement reposant du relâchement. On ne saurait mieux se représenter l'état de bien-être profond et intime dans lequel

(1) Ernest Reymond, *Auto-éducation et auto-suggestion*, p. 30.

le corps et l'esprit sont plongés par une séance bien conduite. Dans la partie théorique, j'expose les phénomènes qui, selon mon idée appuyée sur l'introspection, sont liés à son action.

Lorsque cela m'est possible, j'ai recours à la séance complète où, étendu sur le dos dans l'état d'inertie décrite, j'évite en même temps de penser consciemment. Loin de me laisser aller au vagabondage de la rêverie, je cherche à éloigner ou à détourner les représentations qui affluent. Des auteurs imbus de théories fantaisistes sur les fonctions du cerveau, croient qu'on peut arriver à « ne penser à rien », même plusieurs minutes ! Inutile d'insister sur ce que cette opinion a d'exagéré, pour ne pas dire plus. On sait qu'en dehors de certains états de stupeur, de syncope, d'hystérie, d'hypnose, etc., le courant de la pensée *consciente* ne s'arrête jamais d'une façon absolue. Lorsqu'on réussit à soi-disant inhiber un moment le flux des idées, c'est une illusion qui peut tromper des personnes par trop profanes en psychologie.

Quoi qu'il en soit, on arrive à diminuer tellement la conscience de l'ambiance, des sensations et des perceptions diverses, qu'en une certaine mesure une séance d'environ un quart d'heure équivaut à un sommeil de plusieurs minutes, tant au physique qu'au psychique. C'est une façon rapide de se reposer et de calmer le système nerveux trop sollicité par les excitations subjectives et objectives. On pourrait nommer cet état un « sommeil à l'état de veille ». L'exercice régulier du relâchement musculaire est capable, je n'en puis douter, par l'entraînement et l'habitude, de former une attitude calme et flegmatique permanente. Je n'ai pu pousser mes expériences à ce haut degré, tant par négligence qu'absorbé et détourné par mes occupations professionnelles. Mais je puis affirmer que je suis arrivé à réformer ma nature sensible et nerveuse à un point tel qu'on pourrait parler d'une régénération.

On vient de voir que le relâchement musculaire a une action de repos comparable à celle du sommeil ; naturellement à un moindre degré. On comprend dès lors que je sois arrivé à m'entraîner à m'endormir par la détente musculaire ; elle est dans ces cas comme un sommeil anticipé sollicitant le sommeil par « siphonnage ». Si les causes psychiques ennemies du repos sont fortes, je dois employer le procédé du contrôle mental du relâchement de chaque partie du corps, de la tête jusqu'aux pieds, en passant par tous les membres et les organes internes.

Ce court aperçu fait voir quel parti on pourrait tirer de la pratique du relâchement musculaire en ces domaines. La suite montrera que l'intérêt s'élève encore lorsqu'il s'agit de la maîtrise de l'émotion.

L'émotion

Autrefois, pour nous, comme pour tout non-initié, chaque émotion était une entité particulière dont les mouvements spéciaux à chacune d'elles n'étaient que des manifestations accessoires. Nous avions cependant *grosso modo* l'idée qu'une émotion qui ne se manifesterait pas n'aurait pas d'existence. C'est sur cette faible base que nous établîmes une sorte de méthode empirique de tâtonnements pour nous rendre compte des phénomènes provoqués par le relâchement musculaire : *avant* et *pendant* la manifestation des émotions. Nous étions curieux aussi de voir si l'émotion chronique, c'est-à-dire la passion, serait influencée par ce moyen. Les circonstances nous ont amené à commencer par le plus compliqué, soit par une passion déjà fortement organisée.

La passion. Depuis longtemps, je cherchais en vain à

me délivrer de la passion de fumer qui m'était nuisible par l'action de la nicotine sur la gorge. Ceux qui connaissent la force que ce besoin factice peut atteindre, lorsqu'il dégénère en passion, comprendront pourquoi et comment échouèrent chez moi diverses tentatives héroïques que je fis pour y échapper. On prend un jour la résolution de ne plus fumer..., après, toutefois, qu'on aura terminé sa provision de cigares. En somme, première concession, première défaite. Le dernier « Vevey » et l'ultime « Grandson » consommés, l'idée seule qu'on est maintenant livré sans défense à la tentation, et cela sans appel sous peine de récidive, met une angoisse au cœur du fumeur. Ce pressentiment n'est, hélas ! que trop la prévision de ce qui va se passer : à l'heure accoutumée, après le repas, l'échéance est là. On cherche à détourner son attention de la sollicitation des sens qui réclament la jouissance dont ils n'entendent pas être frustrés. L'assèchement de la bouche étonnée de l'absence de l'excitant aimé, l'appel des lèvres désœuvrées, les mouvements d'impatience de tout le corps, l'humeur un peu nerveuse, la gaieté trop forcée pour être naturelle, tout cela révèle l'inquiétude croissante d'une imagination qui commence à s'affoler et qui veut s'étourdir. Quelquefois l'effort sincère, aidé de dérivatifs plus ou moins ingénieux, réussit à faire doubler plusieurs caps dangereux. Jusqu'au moment où l'occasion fatale, à la fois redoutée et désirée, ou machiavéliquement amenée sous prétexte de l'éviter, vous précipite avidement sur le cigare, qui est savouré dans des délices empoisonnées de remords. O promptitude de l'esprit ! O faiblesse de la chair ! Une fois encore vous avez terrassé votre victime et marqué d'un pavé de plus le chemin qui conduit vers la déroute finale. Après quelques passes de lutte, les efforts du lutteur, persuadé de l'inutilité de sa résistance, ne servent qu'à retarder la rapidité de l'entraînement. Il est bien esclave cette fois, et définitivement, le pauvre fumeur ! — Que ceux qui sont sans péché jettent la première pierre !

C'est au milieu d'une semblable crise que je débutai avec la nouvelle arme que je pensais avoir découverte. Je m'étais déjà exercé assez à relâcher les muscles non occupés pour pouvoir le faire aisément à n'importe quel moment, même pendant d'autres occupations. Je ne fis aucun préparatif : j'arrêtai un beau jour la « fumerie ». A la première petite « exception » qu'en bon garçon d'Yverdon je fus tenté de faire, j'opposai à la passion grondante un simple relâchement musculaire. Par exemple, je m'appliquai de mon mieux à le réaliser le plus parfaitement possible. Je me revois encore, couché flasque et inerte sur un divan, les yeux fermés, attentif à régulariser sans effort ma respiration, veillant à ce que tout mouvement pouvant favoriser le désir contrarié vienne s'absorber, mourir, dans l'inertie molle des fibres musculaires relâchées comme les cordes détendues d'un violon que l'archet est impuissant désormais à faire vibrer. La première victoire se répéta, se multiplia. Dès lors, je parvins à inhiber de très forts désirs de fumer faisant inopinément irruption en diverses circonstances, spécialement en société de fumeurs et devant la tentation de la boîte de cigares généreusement ouverte et laissant échapper son arome troublant. Quelques semaines ont suffi pour faire disparaître une passion de plus de vingt ans. Trois ans se sont écoulés sans rechute, et la guérison s'est consolidée à tel point que les pires séductions n'ont pour moi plus d'attrait, même pas une petite émotion de regret.

Viennent maintenant les émotions provenant des sentiments instinctifs primordiaux de peur, colère, sympathie, amour-propre, etc. Comme ces instincts tiennent à la nature profonde de l'organisme humain, on ne peut les escamoter eux-mêmes comme muscade sous un gobelet. Il s'agit de détourner ou d'inhiber leur suractivité aiguë et nuisible, et d'obtenir le calme des sens et de l'esprit.

La colère. Nous prendrons comme type de démonstration une émotion générale : la colère. Pour inhiber l'émotion *avant* qu'elle éclate, j'ai cherché à « couper les ponts » entre elle et les motifs intellectuels et affectifs qui la suscitent. Le relâchement doit être général, cela va sans dire, mais porte surtout sur les muscles de la respiration, du ventre et de la face.

Mais il arrive trop souvent que, déjouant toute vigilance, déroutant toute surveillance, se faufilant de l'inconscience en la conscience avec des ruses d'apache, un sentiment de colère ne soit pas maîtrisé à temps. — Pourquoi ? puisqu'on a un procédé quasi automatique pour le prévenir ? — Ah ! pourquoi ? Demandez pourquoi la fameuse digue hollandaise se fissure parfois malgré le soin jaloux de tout un peuple laborieux, attentif à son entretien, et pourquoi elle saute sous la pression des eaux qui envahissent le pays ! L'émotion de la colère a, elle aussi, envahi le cœur et le cerveau, chassant le sang en torrents furieux, noyant le peu de raison capable de détourner l'orage, injectant les yeux, contractant les traits du visage, crispant les membres, précipitant la respiration, grondant en vibrations qui ébranlent l'organisme entier comme une locomotive ayant trop de pression. Elle cherche à se faire voie au dehors par des gestes extravagants, par des paroles brutales. La bête est déchaînée ! — En ce désarroi physique et moral surnage pourtant une lueur de raison : anciens préceptes moraux ou religieux, vision rapide des conséquences possibles..., souvenir brusque du relâchement musculaire ami qui peut apaiser la tempête. Profitons de cette brève apparition de l'idée salvatrice. Une large et profonde aspiration suivie d'une expiration large aussi et sans effort ; en même temps une détente musculaire aussi générale et parfaite qu'il se peut. Au tout premier moment, l'émotion surprise veut passer outre, mais une seconde de plus renforce l'état de relâchement. Il se produit au bout de peu de temps un sentiment de vide; les bouillonnements de la colère, perdant leur soutien physiologique, viennent s'apaiser comme une eau dans un lac tranquille après une chute tumultueuse, ou se perdre comme un projectile dont la force vive est absorbée dans un tas de sable.

A noter un fait significatif important. Au début, il nous semblait qu'après un commencement d'apaisement, l'émotion renaissait sans que le relâchement musculaire cessât. — Une émotion sans corps alors ? — Par une observation plus attentive, je ne tardai pas à m'apercevoir que, croyant être dans un état de relâchement général, bien que restant sans un mouvement, peu à peu les muscles se « retendaient » sans que j'en eusse conscience. *Je confondais* IMMOBILITÉ *avec* RELACHEMENT. Nous reviendrons (1) sur cette remarque qui, pour ainsi dire, est la clé de l'action du relâchement musculaire.

Le trac. Chacun a éprouvé les effets du trac. Cette émotion saisit les plus forts dans maintes circonstances de la vie. Il produit la plupart du temps une constriction de la gorge, un tremblement plus ou moins accentué du corps ; le cœur où, comme on dit, tout le sang reflue, bat la campagne, et il se fait une inhibition générale attestant des troubles physiologiques et psychiques profonds. Si je puis prévoir assez longtemps à l'avance les occasions de trac, je fais quelques séances préventives de relâchement musculaire les jours précédents, couché sur le dos ; je mets la

(1) Voir pages 39 et 54.

dernière aussi rapprochée qu'il se peut du moment fatal. Je porte mon attention sur une respiration aisée et régulière. Peu avant l'échéance, même en société, je tâche de trouver quelques secondes me permettant non pas de m'imposer le calme par un acte de volonté (ce qui, en général, ne fait qu'augmenter l'émotion), mais d'amener la tranquille assurance par l'attitude passive du relâchement musculaire. C'est ainsi que j'aborde la situation difficile, et pendant tout le temps qu'il faut, je conserve l'état de détente qui devient un retranchement sûr, me procurant la liberté d'esprit nécessaire. — Dans les cas fortuits, je m'en tiens au relâchement fait instantanément et gardé pendant la passe redoutable. Même pris à l'improviste, si j'ai la présence d'esprit d'opérer la détente, le procédé bien appliqué n'est jamais bien long à produire un bon effet.

La parole. Une émotion spéciale que connaissent ceux qui ont un goût pour la discussion, c'est l'entraînement impulsif dû à la volubilité de la parole. Elle conduit à ces torrents verbeux qui sont un des pires ennemis de la maîtrise de soi. La parole est peut-être le mouvement le plus évocateur d'émotion. Y céder, c'est à coup sûr dépasser la mesure, c'est donner dans les arguments qui veulent trop prouver, c'est être la proie des pénibles irritations suscitées par la contradiction, c'est verser pour finir dans la colère, arme des faibles. Réprimer la volubilité et les gestes qui l'accompagnent, c'est augmenter l'excitation. Mon expérience, là aussi, est concluante. Si je me sens glisser sur la pente ensavonnée, sans attirer l'attention, je laisse un moment parler l'interlocuteur, pendant que je me détends en portant mon attention en première ligne sur les muscles de la bouche. Ensuite, sans effort, je ralentis la parole en laissant passer l'air largement. Si une réponse tente de s'échapper, je redouble le relâchement, prends un demi-temps, et je la laisse couler lentement, légèrement... ou bien je la retiens tout à fait, ce qui, dans la plupart des cas, est le plus sage. Remarquable est l'effet puissant du relâchement musculaire sur les représentations motrices de l'émotion. De toute émotion du reste ; mais il est particulièrement sensible sur la volubilité de la parole. Ce procédé tout mécanique inhibe si bien les mobiles intellectuels et affectifs qui, ensemble, constituent l'imagination, qu'on a directement la sensation que les représentations exagérées se décolorent, pâlissent, s'effritent, s'évanouissent. La valeur subjective des motifs diminue par degrés, souvent jusqu'à zéro, si bien qu'on arrive à renoncer aisément, d'un cœur léger, à un argument qui, l'instant auparavant, paraissait capital. Par contre, le travail de la réflexion se renforce dans l'état de calme obtenu, et ce n'est pas un des moindres étonnements et une des plus petites jouissances de sentir que le contrôle de la parole, et par là de la pensée, rend maître de la discussion.

L'écriture. Ce geste est une manifestation motrice presque aussi sensible que la parole. Elle bénéficie donc des bons effets du relâchement musculaire, comme elle en exerce à son tour sur les états de conscience dont elle est l'expression. De même que la volubilité de la parole, celle de l'écriture entraîne aussi un déchaînement émotionnel et souvent une intempérance d'imagination. Plus d'une fois il m'est arrivé de calmer le bouillonnement d'idées en ralentissant mollement le geste de l'écriture et en agrandissant un peu cette dernière. L'effet est absolument comparable à celui du ralentissement de la parole décrit plus haut. En un mot, on « conçoit mieux et on s'énonce plus clairement ». Je dirai en passant que le relâchement musculaire agit favorablement, cela va de soi, sur l'apparition de la crampe des écrivains.

La respiration joue un grand rôle dans les émotions, soit comme lorsque dans la peur elle s'arrête, ou que dans la colère elle s'accélère. Dans les deux cas, le relâchement musculaire, en « mettant de l'huile » dans le jeu des muscles respiratoires, du diaphragme en particulier, facilite le rétablissement de la respiration. Les battements du cœur sont en connexion si étroite avec le fonctionnement des poumons, qu'on a pu dire que ces organes sont comme deux roues d'engrenage réagissant réciproquement l'une sur l'autre. On voit par conséquent quel bénéfice j'ai pu retirer du relâchement musculaire comme régulateur de la respiration, et, par répercussion, pour renforcer l'action sur l'émotion. Le jeu de la respiration régularisé facilite à son tour par réflexe le relâchement musculaire. On ne saurait donc donner trop d'attention au mouvement de ce mécanisme.

La dépression momentanée et non pathologique pourrait au premier abord, aux yeux d'un observateur superficiel ou non prévenu, paraître elle-même être un état de relâchement auquel, par conséquent, on ne saurait appliquer pour son amélioration, un procédé de détente qui semblerait agir dans un sens parallèle. En effet, dans la dépression, le corps a une tendance à se laisser aller, à réagir lentement.

La dépression, dépendant des états affectifs, doit être envisagée comme une émotion négative à tendance inhibitoire. Comme toute émotion, elle peut être arrêtée à son tour ; et si on observe d'un peu près, on ne tarde pas à s'apercevoir que l'état provoqué par la dépression ne peut être confondu avec celui obtenu par le relâchement musculaire. On remarquera que tous deux sont l'effet de deux états de conscience entièrement différents, dont les manifestations ne sauraient être identiques. La dépression abat le corps, il est vrai, mais en le plongeant dans une instabilité, une inquiétude, une nervosité, une non-tranquillité bien caractéristique du détraquement du moteur moral.

Or, on a déjà vu que le relâchement musculaire est une détente égalisante, régulatrice, coordinatrice et surtout apaisante. Son emploi dans la dépression est des plus indiqués ; il instaure en tout l'être une assise stable permettant de rassembler les énergies en déroute et de remonter le mécanisme de la volonté. J'ai pu mainte fois m'en convaincre, et chacun, je le crois, pourra vérifier sur soi.

Lorsque je me trouve dans un de ces états de dépression que tout le monde a éprouvé et dont les causes physiques et morales varient à l'infini, je me garde de lutter. Du reste, on sait que la dépression tue souvent jusqu'au désir de réagir ; on est d'avance découragé d'efforts qu'on pressent ne pas devoir aboutir. Je préfère alors m'isoler, et, m'étendant le plus commodément possible, faire une séance de relâchement musculaire suivie d'un certain temps de sommeil. Au sortir de ce bain de calme, l'organisme a subi un commencement de tonification, l'esprit a repris un certain degré de souplesse. Le goût de vivre revient peu à peu avec un nombre de séances proportionnel à la profondeur de l'état déprimant et espacées selon le besoin que j'en ressens. J'ai conscience que les motifs réels ou imaginaires, précis ou vagues, s'estompent, se voilent, se font plus lointains. Quelquefois une dissociation marquée se creuse progressive entre les causes intellectuelles ou affectives et l'émotion négative. — Il sera intéressant de vérifier ces effets sur un grand nombre de déprimés. En combinant le procédé du relâchement musculaire avec d'autres moyens psychothérapiques, il est certain qu'on obtiendrait de bons résultats. Il permettrait en outre, dans beaucoup de cas, un auto-traitement efficace, lorsque le patient aurait appris à se servir de la détente par un entraînement convenable et bien dirigé.

⁂

Par l'exposé qu'on vient de lire, on a vu de quelles applications variées est susceptible le relâchement musculaire. Nous avons omis quantité d'essais, soit qu'ils n'aient pas donné ce que nous en attendions, par manque de persévérance ou autre, soit qu'ils n'aient été que de petits hors-d'œuvre alourdissant notre étude sans offrir plus d'intérêt, le procédé et les effets restant les mêmes.

Peut-être s'attendait-on à trouver ici des recherches plus méthodiques. Nous avouons que tout cela est encore bien empirique, bien « bonne femme ». Mais c'est un premier pas dans un domaine peu défriché. Il ne faut pas oublier non plus que nous n'avions pas en vue une investigation scientifique pour laquelle, du reste, nous aurions été mal préparé ; que nous voulions seulement arriver à un résultat pratique pour nous-même ; que nous avons été amené à étendre notre procédé au fur et à mesure que les faits se présentaient ; que nous manquions de moyens de contrôle et de vérification sur d'autres personnes ; enfin, que nous expérimentions pour ainsi dire à temps perdu. Ce n'est que devant les résultats encourageants, répétons-le, que nous avons pensé à fixer notre auto-observation sur le papier, dans l'espoir que quelque spécialiste y trouvera peut-être le point de départ d'expériences systématiques de laboratoire.

Que sortira-t-il de telles expériences, à quelles théories conduiront-elles ? On ne saurait le préjuger. En attendant, on nous permettra d'ajouter ici quelques réflexions théoriques suggérées par nos observations et qui, en complétant ces dernières, feront peut-être mieux saisir l'esprit dans lequel elles ont été faites.

Considérations théoriques

L'action du relâchement musculaire est, on a pu s'en rendre compte, complexe. Cette complexité provient tout naturellement de celle des états divers qui engendrent les mouvements. L'inhibition de ceux-ci a évidemment une répercussion plus ou moins directe, plus ou moins efficace sur lesdits états. Ceci soit rappelé pour poser un fait, non pour dire du nouveau. Voici dans les grandes lignes comment, à notre avis, se décompose cette complexité d'action.

Arrêt et dissociation des causes psychologiques de l'émotion. — On ne peut guère se représenter un changement soudain et profond dans un état corporel sans une modification semblable dans les états de conscience correspondants, si l'on admet, avec Th. Ribot, qu' « aucun état de conscience ne doit être dissocié de ses conditions physiques », avec lesquelles il forme un tout naturel. Un arrêt des mouvements doit nécessairement produire quelque chose d'analogue dans les causes psychologiques de l'émotion, une sorte de « temps vide », comme disait W. James. Par le relâchement musculaire, on réalise *à peu près* l'état dans lequel il ne reste « plus rien d'émotionnel dans la conscience, plus le moindre élément psychique qui puisse y donner corps à l'émotion proprement dite » (1) si, d'après la supposition de James, on tâchait, par l'imagination, d'éliminer toute les sensations des symptômes corporels de l'émotion.

Nous disons « à peu près ». Il est bien évident qu'on ne peut, par le relâchement, atteindre *tous* les organes internes

(1) W. James, *Précis*, p. 503.

participant à la formation de l'émotion, et dont une partie est soustraite à l'action de la volonté. C'est un des motifs pour lesquels la détente musculaire ne réussit pas d'emblée à chacun, ni même toujours parfaitement à une personne entraînée. L'exercice doit tendre à perfectionner toujours plus le jeu du mécanisme inhibiteur. En effet, il reste bon nombre de fibres musculaires qui, continuant à vibrer, entretiennent un foyer d'émotion suffisant souvent pour rallumer l'incendie. Nous l'avons éprouvé dès les débuts, et nous l'éprouvons encore maintenant, malgré l'habitude acquise. Nous reviendrons sur les échecs et sur leurs causes. Heureusement, le relâchement musculaire ne borne pas ses effets à cette action directe imparfaite sur les états nerveux qui conditionnent l'émotion ; il produit d'autres phénomènes qui concourent à l'inhibition plus ou moins totale de cette dernière.

Répercussion profonde, réflexe et associée, sur des muscles et des fonctions non soumis à la volonté. — En parlant d'amélioration de troubles physiques, nous avons dit notre foi intuitive en une action interne indirecte de la détente, se produisant nous ne savions trop comment. La pratique nous a démontré que nous ne nous étions pas trompé. Il y a très certainement une répercussion profonde, réflexe et associée sur des muscles et des fonctions non soumis à la volonté. Du reste, où s'arrête l'action volontaire ? — Th. Ribot, dans ses *Maladies de la volonté*, écrit en note (1) : « On distingue, en physiologie, les muscles volontaires des muscles involontaires, mais en faisant remarquer que cette distinction n'a rien d'absolu. Il y a des personnes, comme le physiologiste E.-F. Weber, qui peuvent à volonté arrêter les mouvements de leur cœur ; d'autres, comme Fontana,

(1) Th. Ribot, *Maladies de la volonté*, p. 26.

produire une contraction de l'iris, etc. *Un mouvement est volontaire lorsque, à la suite d'essais heureux et répétés, il est lié à un état de conscience et sous son commandement* » (c'est nous qui soulignons). — Le professeur A. Forel, dans *L'âme et le système nerveux*, dit aussi [1] : « Il existe de nombreux muscles appelés muscles lisses et faisant mouvoir les intestins, les vaisseaux sanguins, les glandes, etc. Ces muscles-là sont mus d'une façon automatique, indépendante de notre volonté..... Néanmoins, les neurones ganglionnaires inférieurs (qui commandent ces fonctions) envoient quelques branches collatérales de leurs fibres dans la moelle épinière ou dans le cerveau, et *reçoivent à leur aide, de temps en temps, des ordres cérébraux* (nous soulignons), de même qu'ils envoient à leur tour certaines missives à l'organe de notre âme ». Plus loin, le même auteur admet [2] que c'est de cette façon que « la constipation et une foule d'autres troubles fonctionnels de la digestion, des menstrues, etc., se trouvent le plus souvent être occasionnés directement par certains états de l'activité cérébrale et n'ont nullement leur cause à l'endroit du corps où ils se produisent ». On ne saurait donc sérieusement nier la possibilité d'une action profonde, réflexe et associée du relâchement musculaire. Et l'expérience vient corroborer cette théorie. En s'observant bien, lors de l'inhibition de l'émotion par la détente, on a la sensation que celle-ci gagne de proche en proche les organes internes, apaisant les bribes d'émotion qui y logent.

Resterait à se représenter le mécanisme de ce phénomène. On peut supposer que les centres moteurs, calmés par le relâchement musculaire, communiquent par réflexe et asso-

(1) A. Forel, *L'Ame et le système nerveux*, p. 51.
(2) *Id.*, p. 155.

ciation leur apaisement aux autres centres concourant à la production totale de l'émotion, par conséquent aussi à ceux qui, selon Forel, ont une action sur les fonctions non volontaires. On pourrait également invoquer ici l'analogie de l'action profonde de l'effleurage, dans le massage, qui, directement, ne s'adresse qu'aux terminaisons nerveuses, aux muscles superficiels et aux vaisseaux capillaires. On a aussi l'exemple des actions dérivatrices obtenues en thérapeutique par l'application de bains, de ventouses, de vésicatoires, etc.

Auto-suggestion par le sens musculaire. — Le professeur Bernheim, en parlant de la catalepsie, réalisée chez certains sujets simplement en leur tenant le bras levé, pense qu'il intervient, entre autres, dans cet état, un élément actif : « Le sujet, dit-il (1), auquel on tient le bras en l'air pendant quelques secondes, a l'idée qu'il doit continuer à le garder en l'air : c'est une suggestion par le geste, par le sens tactile, qu'il réalise... ». On connaît aussi l'auto-suggestion par le geste, chez quelques hypnotisés ; si on donne à leurs membres l'attitude de la colère, de la prière, etc., on évoque l'émotion correspondante.

Pourquoi le relâchement musculaire, geste négatif, ne produirait-il pas un phénomène de ce genre ? — L'expérience, ici encore, fixe notre conviction. Si, par exemple, le procédé ne réalise pas tout de suite le degré de relâchement désiré, en persévérant, nous sentons au bout de quelques instants, sans que nous fassions quelque chose de spécial pour cela, que les membres deviennent progressivement plus flasques. Il nous arrive aussi parfois, voulant nous reposer, d'obtenir par le relâchement musculaire un état d'engourdissement qui ne se dissipe que par un certain effort.

(1) Dr Bernheim, *Hypnotisme et suggestion*, p. 110.

A n'en pas douter, on a affaire là à une auto-suggestion par le sens musculaire, venant ajouter son action à celle mécanique de la détente sur l'inhibition de l'émotion ou de troubles physiques.

Absorption de l'émotion par l'inertie physiologique. — Des effets du relâchement musculaire, c'est celui qui mérite le plus d'attention. En effet, il est d'observation commune que souvent, en *voulant* arrêter une émotion, on l'exaspère. Il semble que ce soit là une pierre d'achoppement des théories de James, car non seulement ce phénomène a empêché le savant d'apercevoir ici le vrai sentier, mais encore il a dû se donner du mal pour trouver une issue à cette contradiction à sa conception de l'émotion. Sous le titre de « Réfutation d'une objection » (1), il dit : « On pourrait objecter à notre doctrine que l'émotion s'accroît souvent quand on en arrête les expressions physiques. Une envie de rire que les convenances nous font réprimer devient vite une véritable torture, et une colère rentrée par peur s'exaspère en une haine cent fois pire que cette colère elle-même. » Il s'explique le fait en supposant que, dans le rire, « l'expression externe du visage étant inhibée avec la décharge qui lui correspond, l'expression interne qui siège dans le thorax et les viscères en devient plus violente et plus longue ». Il pense aussi que « il se peut que l'émotion première se transforme, grâce aux actions combinées de l'objet excitant et de la contrainte qu'on s'impose, en une nouvelle émotion tout à fait différente, émotion qui entraîne des troubles organiques différents et peut-être même plus profonds ; et c'est précisément le cas de la colère rentrée, qui se mue en haine. Si je désire tuer mon ennemi, mais n'ose le faire, l'émotion qui s'empare de moi n'est certainement plus celle que j'aurais en

(1) W. James, *Précis*, p. 509.

laissant ma colère faire explosion ». — Sans doute il y a beaucoup de vrai dans ces explications. Mais elles ne sont pas absolument complètes ni satisfaisantes. Et James a dû certainement le sentir, car, comme s'il voulait se débarrasser d'une question importune, il met un peu de hâte à conclure : « Somme toute, cette objection est sans portée. »

Sans portée ? — Il nous semble qu'elle en a une grande. L'objection est moins superficielle qu'elle peut le paraître ; elle peut même sinon ruiner, du moins affaiblir beaucoup la théorie physiologique de l'émotion. Cette théorie admet que l'expression physique de l'émotion n'en est pas un accompagnement accessoire, mais, au contraire, en constitue une part essentielle et nécessaire : « Les changements corporels qui suivent immédiatement une perception *et* notre conscience de ces changements, en tant qu'ils se produisent, c'est l'émotion » (1). Voilà qui est net, et James n'a pas de peine à faire la démonstration du corollaire : « Si la théorie est vraie, en produisant volontairement les soi-disant manifestations d'une émotion, nous devons susciter cette émotion elle-même » (2). Nous croyons qu'on peut aller plus loin qu'on ne le suppose habituellement dans l'expérimentation de cette démonstration ; il suffirait de persister quelque peu dans l'attitude émotionnelle volontaire. — Mais pourquoi ne pourrait-on pas poser un autre corollaire, qui s'impose et qui aurait pu venir à l'esprit de James sous cette forme : « Si la théorie est vraie, en inhibant volontairement les soi-disant manifestations d'une émotion, nous devons inhiber cette émotion elle-même ? » C'est, pense Th. Ribot (3), que « l'expérience *cruciale* ne pourrait être fournie que par un homme atteint

(1) Th. Ribot, *Psychologie des sentiments*, p. 96.
(2) W. James, *Précis*, p. 508.
(3) Th. Ribot, *Psychologie des sentiments*, p. 96.

d'anesthésie totale, externe et interne, sans paralysie ; éprouverait-il encore une émotion ? Le cas est irréalisable absolument ». On en aurait cependant, paraît-il, constaté des cas partiels, mais peu probants.

Eh bien, l'expérience du relâchement musculaire, sans être celle réclamée par Ribot, permet de vérifier avec une grande suffisance le second corollaire que nous avons posé. On peut formuler cette expérience comme suit : « En relâchant les muscles en jeu dans une émotion donnée, on diminue cette émotion parfois jusqu'à l'inhibition complète. » Evidemment, il est pratiquement impossible d'isoler toutes les sensations musculaires, vasculaires, viscérales, etc., pour en tenter l'inhibition. C'est pourquoi, comme on l'a vu dans notre auto-observation, nous opérons un relâchement aussi général que possible, et nous passons une revue particulière de chaque fonction, en insistant (sans effort) sur celles qui se révèlent dans la conscience comme plus spécialement « expressives » de l'émotion.

D'après ce que nous en avons déjà dit, on aura sans doute saisi la différence entre l'arrêt *par force* des expressions physiques de l'émotion, et l'inhibition de ces dernières *par relâchement musculaire*. Dans le premier cas, il y a effort, traction, sollicitation violente sur des muscles et fonctions dont on veut arrêter l'action. Cet effort, loin de calmer, a plutôt pour effet de renforcer l'émotion ou de la faire se muer en une autre émotion plus profonde, parce que, si on peut dire, il *tend* encore davantage des cordes déjà trop tendues. Cette tension est naturellement ressentie comme une excitation et une amplification dans l'état de conscience correspondant. — Avec le relâchement, au lieu d'un effort, c'est le contraire qui a lieu : on *détend* en quelque sorte les cordes qui, perdant leur vibration, *absorbent mollement et inhibent les manifestations émotionnelles avec leurs sensations consciencielles.* En d'autres termes, ce dernier phénomène est aussi comparable à l'absorption de l'énergie vive d'un corps par la force d'inertie des particules d'une substance molle ou extrêmement divisée.

Effets physiques sur la circulation, les sécrétions et les échanges. — On sait que, dans le massage, on cherche à obtenir du patient un relâchement musculaire aussi grand que possible, pour faciliter les effets des manipulations. Il est compréhensible que la circulation, les sécrétions et les échanges, de même que le déblaiement des déchets interstitiels, soient grandement facilités par cet état passif. Dans le cas qui nous occupe, ces mêmes effets doivent se produire, venant apporter leur contribution au rétablissement de l'équilibre psycho-physique. La liberté relative dont jouissent soudain les organes contractés par les manifestations émotionnelles ou par certains troubles physiologiques se traduit par un sentiment de bien-être général ; la circulation vasculaire, fortement dérangée, se rétablit peu à peu, entraînant naturellement avec soi la régularisation des fonctions qui en dépendent. C'est comme si on enlève des vêtements ou des pansements trop serrés ; on sait la jouissance qui s'en suit immédiatement. Ce seul effet du relâchement musculaire vaudrait qu'on enseignât cette pratique à tous ; grâce à son action régulatrice, elle devrait faire partie des règles d'une bonne hygiène du corps et du système nerveux. C'est en grande partie à cette action de « décompression » et de décongestion que nous attribuons l'influence rapide de la détente que nous avons pu observer sur la fatigue physique : il est évident que, étant dégagée des entraves de la tension musculaire, la circulation générale en profite pour irriguer généreusement le corps entier. Les mouvements du cœur, ayant moins d'obstacles à vaincre, se régularisent. Il se fait sans doute un premier entraînement des déchets d'usure. La tension nerveuse se calme tout naturellement, emportant, par sa disparition, le sentiment de fatigue.

Ensuite des modifications heureuses qu'il exerce sur la pression sanguine, le relâchement musculaire est capable de rendre des services comme dérivatif, notamment dans certains cas d'étourdissement, de syncope naissante, d'embarras divers provenant d'une circulation trop ou pas assez intense. On aura en plus le bénéfice des effets calmants sur les émotions qui, parfois, naissent de ces phénomènes et qui les intensifient.

Causes d'échecs

D'après la relation de notre auto-observation, on pourrait peut-être penser que nous avons réussi d'emblée à inhiber toute sorte de troubles physiques ou psychiques selon notre bon plaisir. — Ce serait vraiment trop merveilleux. Si nous n'avons pas rapporté les échecs, c'est que nous pensions qu'ils allaient sans dire. Chacun peut, du reste, aisément se figurer ce qu'ils ont été. Nous croyons mieux faire en en recherchant les causes et les moyens d'y remédier dans la mesure du possible.

On peut diviser les causes en deux groupes : 1° celles inhérentes à l'imperfection de la transmission centripète des mouvements au cerveau ; 2° celles provenant des dispositions individuelles.

I. — Th. Ribot écrit (1) : « L'émotion suscite les mouvements, les mouvements suscitent l'émotion ; mais avec cette différence importante : que les mouvements ne sont pas toujours capables de susciter l'émotion et, quand ils y

(1) Th. Ribot, *Sentiments*, p. 393.

réussissent, ne suscitent que des états faibles, instables. En un mot, l'action du dehors au dedans est toujours inférieure à l'action du dedans au dehors. » En gros, on peut se représenter que l'action centrifuge se manifeste naturellement par un appareil organisé pour elle, dont elle n'a qu'à se servir tel quel. L'habitude perfectionne ce mécanisme et fixe les voies motrices qui rendent les mouvements automatiques. Au contraire, l'action centripète doit emprunter des voies destinées à d'autres fins ; elle a à vaincre un courant descendant pour le remonter. De plus, elle ne peut guère susciter dans les centres cérébraux que des états affectifs vagues, *sans le ou les états représentatifs* qui, en en précisant l'objet, rendent les émotions si puissantes. S'ajoute à cela le fait que, volontairement, on ne peut mettre en mouvement qu'une partie des organes en jeu dans l'émotion complète qu'il s'agit de réveiller.

Il en est un peu de même dans la force d'inertie centripète du relâchement musculaire opposé au courant centrifuge de l'émotion. Mais on aura vu qu'il y a ici d'autres facteurs rendant l'action incomparablement plus efficace et les effets plus durables. Nous venons d'exposer quels sont ces facteurs concourant ensemble à l'obtention du résultat cherché, et tendant à affaiblir les causes empêchantes.

C'est pourquoi inhiber une émotion quelle qu'elle soit serait chose moins mal aisée que de susciter une émotion donnée par la production des mouvements qui y correspondent, si on ne se heurtait pas au second groupe des causes empêchantes.

II. — Pour faciliter la description, nous comparerons le jeu des muscles dans l'émotion à celui d'un clavier que nous nommerons le « clavier émotionnel ». Chacun peut en jouer soit pour produire l'émotion, soit pour l'inhiber. Tous ne sont pas également habiles ni aptes à ce jeu délicat.

Quelques sujets remarquablement doués arrivent rapidement à réaliser cette flaccidité des muscles, cette inertie du corps entier, cette mollesse des membres et des organes. Les bras et les jambes retombent lourdement de leur propre poids lorsqu'on retire leur soutien ; ils pendent alors comme sans vie et se balancent en pendule quand on leur imprime un mouvement ; la tête roule sur son axe, entraînée du côté de la déclivité. Ce sont les virtuoses du jeu du clavier émotionnel.

Pour d'autres, le plus grand nombre, l'aptitude est latente, mais ce n'est que par un travail d'entraînement qu'on arrive à les assouplir d'abord et ensuite à les rendre plus ou moins habiles au jeu du clavier émotionnel. Notre observation, nous l'avons dit, nous a révélé combien facilement on confond l'immobilité forcée avec le relâchement. Se rendre immobile n'est pas se détendre ; c'est même le contraire (1). L'immobilité est un état instable de tension, obtenu et maintenu par un effort conscient ou inconscient ; c'est un état *actif*. Le relâchement est un état d'abandon essentiellement *passif* produit par une sorte de retrait de l'effort. Les personnes dont l'aptitude au relâchement est latente doivent apprendre à opérer ce *retrait de l'effort ;* ce n'est pas aussi facile qu'on peut le penser. Puis, il faut maintenir l'état de détente contre tout ce qui le contrarie. Au début, on est tenté de lutter. Et c'est là la cause la plus fréquente d'échecs. Même quand on est entraîné de longue main, si les états nuisibles sont violents, il faut user de beaucoup de vigilance pour ne pas laisser les vibrations, encore mal éteintes, raviver les émotions en contractant à nouveau les muscles, par voie inconsciente.

Il semble qu'une troisième catégorie de personnes soit

(1) Voir page 54.

réfractaire complètement et ne pourra jamais arriver à réaliser le relâchement musculaire. C'est une remarque déjà faite par des hypnotiseurs de tréteaux que de tels sujets ne « savent pas se reposer » ; ils sont sans cesse en état de tension ; même dans leur lit, ils se fatiguent en des poses raidies. Nous avons cependant des raisons de croire qu'avec beaucoup de patience et de persévérance, avec l'aide d'une personne dévouée, on arriverait au résultat voulu.

Parmi les facteurs d'empêchement à la détente réelle, il faut compter, et pas au dernier rang, l'impulsion d'activité dérivant des instincts offensifs de conservation. A mesure que l'homme s'éloigne de l'enfance [1], les émotions, ces « manifestations *organisées* de la vie affective », comme les définit Th. Ribot [2], tendent à adapter l'organisme aux formes de la lutte pour la vie exigées par le milieu où il vit. Cette adaptation, constituée en habitude fortement enracinée, devient un des plus gros obstacles individuels : 1° à l'arrivée *en temps voulu*, dans la conscience, de l'idée du relâchement musculaire ; 2° à l'acte de détente. Eternelle histoire du déterminisme de l'idée et de l'acte. On arrive à les gouverner par *la prévoyance*, qui est une affaire de mémoire et de réflexion sur les expériences de toute nature, et par *la volonté*, qui est le passage à l'acte suggéré par la prévoyance lorsque celle-ci, triant de bons matériaux, a pu préparer des états subconscienciels et conscienciels déterminant des états nerveux suffisants. Vérité de La Palice ? — Tant mieux, alors ! — Il n'en est pas moins constant qu'en pratique on en tient assez rarement compte et que trop souvent, après quelques soi-disant « expériences » faites hâti-

(1) Les enfants ont *tous* l'aptitude naturelle au relâchement musculaire : elle se perd avec l'âge.
(2) Th. Ribot, *Psychologie des sentiments*, p. 93.

vement, quand ce n'est pas avec des idées préconçues, on abandonne un procédé qui « n'a pas donné de résultats ».

On ne peut pourtant pas, par quelques essais superficiels tentés sans en réaliser les conditions préalables, espérer renverser du premier coup une habitude longuement et lentement formée. Aussi, une émotion faisant irruption violente a beau jeu de détruire les barricades élevées avec si peu de soin.

En passant, mentionnons le grand facteur qu'est l'*intérêt* dans la constitution d'un état efficace.

Comme cause d'échecs, nous avons parlé de muscles moins directement influencés par la volonté, et qui conservent quelques traces d'émotion suffisantes pour rallumer l'incendie. Le remède, c'est de prolonger le relâchement musculaire jusqu'à ce que les facteurs d'action profonde aient eu le temps d'agir. Une cause du même genre est cette forme de la tonicité qui tend à faire revenir automatiquement les fibres musculaires à leur tension émotionnelle précédente. En s'observant, on s'aperçoit que quelques groupes de muscles ont déjà repris leur contraction alors qu'on surveille d'autres parties, et que, croyant la détente complète, on en est à se demander pourquoi l'émotion ne disparaît pas.

Pour terminer, ne manquons pas de mentionner le grand ennemi de tout progrès physique ou moral, celui qui amène les graves éparpillements des énergies éducatives : *la distraction*. Nous n'insistons pas.

C'est donc par l'observation et l'expérience qu'on apprend à reconnaître les ennemis de la détente et à tourner ceux-ci dans leurs positions. Il y en a sans doute d'autres, mais nous avons eu déjà pas mal à faire à débusquer ceux que nous avons « repérés » et signalés.

Perspectives d'avenir

I. — *Au point de vue scientifique.* — On ne saurait nier que le relâchement musculaire offrirait à certaines recherches scientifiques un procédé commode et précieux, tant par ce qu'il est aisé à réaliser sur de nombreux sujets que par ce qu'il permet au savant quelques observations et vérifications introspectives sur lui-même. Les spécialistes sauront, sans qu'on le leur dise, en quels domaines les investigations doivent être dirigées. On nous permettra cependant d'énumérer rapidement quelques brèves indications venues à notre esprit.

Physiologie. — Les incursions que le relâchement musculaire peut faire dans la thérapeutique seraient capables de donner matière à des recherches de causes et d'effets qui n'iraient pas sans leur apport à la physiologie. Pas n'est besoin d'insister.

Psychologie de l'émotion. — On ne peut s'empêcher de penser que, pour les raisons dites plus haut, les théories de James et de Lange sur l'émotion restent « en l'air », parce qu'elles semblent contredites par les phénomènes d'arrêt augmentant l'émotion ou la muant en d'autres émotions plus fortes. La détente apporterait un beau complément à ces théories et leur donnerait une assiette plus solide.

Psychologie de la volonté d'inhibition. — Th. Ribot, dans ses *Maladies de la volonté,* déplore notre ignorance profonde en cette question. Nous sommes persuadé qu'une étude consciencieuse des effets du relâchement musculaire apporterait non pas peut-être la solution de cet obscur problème, mais quelques clartés intéressantes tout au moins. Un fait pour nous reste acquis, c'est que le relâchement musculaire, tout en restant effet d'un état de conscience créé opportunément, est lui-même une cause inhibitrice.

Physiologie du sommeil. — Elle trouvera certainement à puiser dans l'étude du relâchement musculaire considéré dans ses effets reposants et reconstituants. Par exemple, puisque, d'une part, on peut produire à volonté, par la détente, une rupture de conscience réparatrice analogue à celle du sommeil, et que, d'autre part, la résolution musculaire est d'autant plus parfaite que le sommeil est plus profond et par conséquent aussi plus réparateur, il n'est pas téméraire de penser que cette énigme de la vertu réparatrice du sommeil, devant laquelle s'arrête Myers [1], pourrait, par cette voie, recevoir un commencement de solution expérimentale.

Sciences psychiques. — Il semble décidément qu'avec Boirac, Flournoy... et tant d'autres (comme dit le cliché connu), on doive admettre qu'il existe des sciences psychiques. Quoi qu'il en soit, on ne devrait pas manquer de s'assurer si l'étude des phénomènes dont elle s'occupe ne commence pas aux effets produits par le relâchement musculaire. Le regretté Boirac, dans son ouvrage récent sur *L'avenir des sciences psychiques*, écrit [2] : « Nous devons admettre qu'il existe en puissance, dans le système nerveux et l'organisme des êtres humains, un certain nombre d'états plus ou moins caractérisés qui, une fois qu'ils sont actualisés, rendent possibles des phénomènes parapsychiques de diverses sortes. » Or on sait combien ces derniers sont liés à des états musculaires de contracture et de résolution. Il est également connu que l'aptitude naturelle au relâchement musculaire est un signe de réceptivité suggestive ; on se

(1) F. W. Myers, *La personnalité humaine*, p. 110.
(2) E. Boirac, *Avenir des sciences psychiques*, p. 98.

sert empiriquement de la détente comme préparation de sujets à des expériences d'hypnotisme (recherche du « signe de Moutin » entre autres). S'il n'est pas lui-même état parapsychique, le relâchement musculaire ne serait-il pas un moyen « d'actualiser » au moins les plus simples de ces états et chez un grand nombre de personnes ? Et ne serait-il pas par là une porte ouverte à l'étude expérimentale et méthodique de phénomènes qui jusqu'ici échappent, précisément parce qu'on n'a guère de procédés pour les faire paraître à volonté ? Ensuite, par la filière du simple au compliqué, ne peut-on pas prévoir l'explication d'autres états psychiques plus élevés ?

Pédagogie. — Elle se doit d'expérimenter systématiquement la détente musculaire. Notre travail n'aura, espérons-nous, pas été sans suggérer certains rapprochements entre l'immobilité forcée, sous forme de discipline [1], et l'état consécutif au relâchement musculaire. Un exemple : il serait profitable de rechercher et de comparer l'effet mental produit par chacune des deux méthodes d'inhibition. S'il nous est permis d'avancer une hypothèse de travail, on pourrait se demander si l'immobilité obtenue et maintenue comme état de tension n'est pas cause d'une grosse dépense d'énergie nerveuse faite au détriment de l'attention nécessaire à l'absorption des connaissances enseignées, et si, au contraire, l'état passif dans lequel l'enfant serait plongé par le relâchement musculaire ne constituerait pas une économie de cette même force nerveuse au profit d'une réceptivité

(1) Le problème de *la discipline* lui-même aurait en partie satisfaction dans l'étude et la pratique du relâchement musculaire, puisque ce dernier fait le fond de la maîtrise de soi. L'éducation devrait donc tendre à conserver la faculté naturelle qu'ont les enfants du relâchement musculaire, car plus tard, chez l'adulte, il fera contrepoids à l'impulsivité qui, malheureusement, prend trop souvent le dessus.

plus grande et moins fatigante. — Bien entendu, nous ne parlons que de certaines connaissances arides qui ne peuvent être acquises que par un enseignement théorique plus ou moins sec ne s'adressant qu'à la seule mémoire. Les procédés de la pédagogie doivent évidemment préférer le facteur intérêt, comme le démontre si bien, dans sa *Psychologie de l'enfant*, le professeur Claparède, « l'apôtre de la pédagogie par le jeu » comme on l'a appelé (1).

II. — *Au point de vue pratique.* — Quel que soit le sort réservé à l'étude scientifique du relâchement musculaire, il va de soi qu'on ne devrait pas attendre les résultats d'investigations savantes pour utiliser empiriquement le procédé. On a vu qu'on en tire immédiatement parti, sans aucune préoccupation de recherche. Il suffit, une fois qu'on a compris ce qu'il en est, d'exercer le relâchement jusqu'à ce qu'on l'ait amené à une perfection relative. Ce temps d'essai pour le plus grand nombre de personnes, sera plutôt court.

Nos expériences montrent dans quels domaines on peut attendre des effets favorables. L'ensemble de ces diverses parties touche à toutes les divisions de l'éducation de soi-même, soit de la « Culture psychophysiologique ». Qu'on ne nous fasse pas dire toutefois que c'est *toute* la culture du corps et de l'esprit. Pour éviter les malentendus, nous croyons bon de préciser en disant que le relâchement musculaire, bien qu'une large place lui soit due dans ladite culture, restera, en tant que tel, un *procédé* d'inhibition destiné à nettoyer le terrain et à le préparer pour les ensemencements féconds.

(1) *Journal de Genève,* 3 décembre 1916 : Ed. Vittoz, « L'observation de l'enfant ».

APPENDICE

L'énergie, sa libération et son emploi

Lorsque nous avons écrit les pages précédentes, notre idée était de nous en tenir là et de les publier sans adjonction. Les circonstances ont fait que la publication en a été considérablement retardée. Ce fut peut-être heureux, car après les avoir fait lire à quelques personnes, après plusieurs causeries, des échanges de vues et surtout après une expérimentation plus étendue, nous nous sommes rendu compte que la présente brochure devait être complétée par des conseils sur la pratique de la détente musculaire et par de nouvelles remarques théoriques.

C'est surtout l'art de gouverner son système psychonerveux qui intéresse le plus grand nombre de personnes. C'est pourquoi, tout en engageant à ne pas perdre de vue le côté purement physiologique du procédé (fatigue, constipation, respiration, repos, sommeil, etc.), nous ne parlerons ci-après que de l'énergie proprement dite.

En résumé, nous venons de faire une monographie de l'*inhibition* (1) réalisable par la détente musculaire ; nous y avons montré le moyen de diminuer la suractivité corporelle

(1) Le mot *inhibition* ne veut pas dire autre chose que « arrêt », « suppression », « enrayement » ou « diminution » d'une activité corporelle ou mentale.

et émotionnelle, et d'épargner ainsi des énergies qui se dépensent non seulement sans profit, mais qui deviennent nuisibles à un haut degré.

Il nous faut maintenant considérer deux autres faces du sujet, qui ont une importance égale. C'est d'abord celui de la *libération*, par le relâchement musculaire, d'énergies que la tension psychophysique retenait ; secondement, celui de *l'emploi* des forces libérées et mises en réserve.

L'énergie. — Par ce mot, nous ne voulons rien préjuger sur la nature des « forces » nerveuses que l'être humain possède et dont il a à se servir dans sa conduite personnelle ou sociale. Chaque individu est détenteur d'une provision de cette énergie, qui se dépense plus ou moins à propos, avec une économie plus ou moins bien entendue et plus ou moins volontaire, par un organisme plus ou moins bien approprié.

Dans l'état de santé physique et morale, la dépense se mesure pour ainsi dire automatiquement aux tâches à accomplir, et se balance par la récupération de l'assimilation, du repos et du sommeil. Dans certains états nerveux, pathologiques ou non, il y a déséquilibre entre le crédit et le débit de l'énergie, soit que la force s'éparpille en actes impulsifs généralement désordonnés, soit qu'elle s'use en résistances la plupart du temps stériles. Très souvent, comme nous le verrons, ces deux états d'impulsion et de résistance exagérés coexistent chez le même individu.

Impulsion. — Lorsque la résistance nerveuse se relâche, ou diminue, ou encore quand l'impulsion prend des proportions suraiguës, l'énergie, mal contenue, mal endiguée et dirigée, fuse de tous côtés en actes et en émotions intempestifs. Les réactions aux stimulants intérieurs ou extérieurs dépassent le but. L'activité générale, manquant de frein, n'est plus capable de s'adapter avec mesure aux circonstances de la vie. A un certain degré, les motifs d'ordre moral, ou religieux, sont même impuissants à enrayer les impulsions nuisibles. Ces impulsions, à leur tour, inhibent les impulsions favorables ou les affaiblissent suffisamment pour les empêcher de passer à l'acte. Le pire, dans ces états, c'est que la raison et la volonté, prisonnières, doivent assister désolées et impuissantes à des manifestations qu'elles condamnent. Et l'habitude — si bienfaisante ou si terrible — vient fixer des tendances auxquelles il est de plus en plus difficile d'échapper. L'effort volontaire arrive alors à des fins directement contraires au but qu'il se propose. Les échecs répétés finissent par créer une auto-suggestion d'impuissance (1) annihilant d'avance tout essai de régénération.

Résistance. — Nous venons de voir que l'impulsion déréglée inhibe l'impulsion favorable. Elle est donc à sa façon un facteur de résistance qui, s'il agit avec trop de force, empêche ses rivaux de se manifester. Mais il existe aussi un pouvoir de résistance qui, à l'état normal, sert d'antagoniste régulateur de l'impulsion. Son exagération produit la « retenue » dans les actions. On a alors l'être « réservé » ou le constamment *tendu* prêt à opposer à tout et à tous la muraille de son attitude raidie. Raide jusque dans le sommeil, il ne sait pas se reposer ; il ne connaît pas ce délicieux abandon, cet état de confiance où l'on se laisse pénétrer par les influences douces de l'extérieur ou de l'intérieur. C'est le chêne qui, faute de savoir plier, finit par rompre. Ce sont aussi les émotionnels timides, phobiques et autres, réagissant démesurément contre les sollicitations de leur propre nature vacillante.

(1) Voir pour l'auto-suggestion d'impuissance, l'excellent ouvrage de Ch. Baudouin, *Suggestion et auto-suggestion.*

Il est cependant plutôt rare de trouver des types impulsifs ou tendus purs. La plupart du temps, impulsion et résistance suractives cohabitent dans le même organisme, provoquant ces inadaptations incohérentes bien connues, avec conduite contradictoire. Sans aller jusqu'aux cas pathologiques, on peut dire que, sauf exceptions qui confirment la règle, chacun de nous souffre plus ou moins d'un excès d'impulsion et d'un excès de tension, soit en permanence, soit par intermittences variables suivant les natures. C'est la fameuse lutte en nous du bien et du mal. Sous ce rapport, la vie hâtive, trépidante et compliquée met terriblement à l'épreuve ces pauvres systèmes nerveux qui ont déjà reçu par hérédité une tendance au déséquilibre.

Il est hors de doute que ce qui manque le plus à la grande majorité de nos contemporains, c'est la tranquillité, le calme. Cette vertu des temporisateurs a, chez beaucoup, dégénéré en indécision, manque d'orientation, c'est-à-dire en résistance mesquine et instable. Si on ne se laisse pas aller à une impulsion immédiate, ce n'est pas à cause d'une calme réflexion qui groupe les données d'un problème et les coordonne pour amener une solution ou un acte décisifs, mais c'est plutôt par hésitation ensuite du heurt entre eux des motifs de résistance et des motifs d'action.

On comprend facilement que ce qu'il faut ici, c'est non pas de renforcer l'impulsion à l'acte ou la résistance à l'impulsion, mais bien tout d'abord d'arrêter le tourbillon des idées, des émotions, et de remplacer ce sol mouvant par une base plus stable. On a vu que le relâchement musculaire est le procédé rationnel par excellence dans les deux cas : d'une part, l'impulsion se trouve absorbée par lui comme la force vive d'un projectile venant se perdre dans l'inertie d'un tas de sable ; d'autre part, la résistance cède comme les cordes d'un violon détendues sans violences par un relâchement des clefs arrivant à temps. Voilà pour l'obtention du calme. — Par une habitude prolongée de la détente, on obtient peu à peu la formation d'un état général plus stable.

Libération. — Alors, se demandera-t-on, l'activité utile d'impulsion et de résistance est inhibée au même titre que l'activité nuisible ? — Sans doute, si on se borne à ce résultat, il est bien évident que le relâchement musculaire, procédé mécanique, ne choisit pas. Mais il est aisé de se rendre compte qu'alors *le terrain n'est plus ce qu'il était avant l'inhibition.* On a substitué, à une terre convulsée par une agitation intérieure désordonnée, un sol plus reposé, nivelé, égalisé. Or la personnalité, désemparée l'instant d'avant par le tumulte des forces contraires s'entrechoquant, a eu le temps de ressaisir la direction qui lui échappait. Il lui est maintenant mieux possible de continuer à tenir en respect les énergies ennemies et de se servir des activités *amies* qui, dorénavant, sont LIBÉRÉES par l'inhibition même des antagonistes qui les enchaînaient. Cette libération est, après l'inhibition générale, le second grand bienfait de la détente musculaire.

Dans l'ordre physique, inhibition veut dire énergie non dépensée et mise en réserve ; libération, sa mise en activité. *Dans l'ordre moral,* inhibition signifie arrêt des puissances mauvaises ; libération est synonyme d'action pour le bien.

La libération peut et doit donc être mise à profit pour l'accomplissement d'actes volontaires et la formation de bonnes habitudes ; l'inhibition permet, dans l'état de relâchement, le déclanchement d'auto-suggestions d'énergie.

L'inhibition par la détente a encore une signification profonde qu'on a peu remarquée et que nous voulons brièvement mettre en lumière. La psychanalyse enseigne que les émotions « rentrées », ou comme elle dit « refoulées », s'organisent dans la subconscience en *complexes* qui deviennent des causes de troubles nerveux souvent très graves. Le lecteur qui nous aura suivi attentivement saisira maintenant que le relâchement musculaire évite, à celui qui le pratique, ce refoulement et par conséquent la formation de complexes. Au lieu d'inhibition violente, il y a, au contraire, inhibition par usure, par éparpillement ; le vide neutre formé par la détente ne permet pas la constitution de complexes. La psychanalyse qui, jusqu'ici, employait la détente pour déceler les associations sous-conscientes, n'a peut-être pas assez aperçu le parti qu'on pouvait tirer de ce procédé pour la dispersion, la dissolution des complexes formés ou en formation.

Quelques conseils

La pratique du relâchement musculaire, comme nous l'avons dit, n'est pas chose aisée à acquérir pour tous. Certaines natures n'arrivent pas à gouverner facilement leurs muscles, elles sont, au contraire, gouvernées par eux ; et c'est précisément celles-là qui auraient besoin le plus de ce bienfaisant procédé. La détente doit être exercée pour elle-même avant d'être employée dans un but d'auto-éducation. Mais qu'on se rassure, il ne s'agit pas de ces exercices fatigants que quelques « professeurs d'énergie » font faire à leurs élèves pour la soi-disant rééducation de la volonté, et qui supposent déjà une provision d'énergie peu ordinaire. Au contraire, c'est en amorçant puis en acquérant peu à peu un état de repos graduel que s'exerce cette faculté précieuse du *retrait* de l'effort aboutissant à la détente. Les « exercices » sont donc des *séances de calme* qui finissent par devenir une attitude permanente et une jouissance qu'on serait tenté de continuer à cultiver pour elle-même, si on ne visait pas au but supérieur de la maîtrise de soi et de l'action utile.

Pour ceux qui ont quelque peine à réaliser l'état de détente, nous conseillons de mettre à profit tous leurs moments de loisir, pour des exercices totaux ou partiels de détente. Les premiers s'adressent au corps entier, quand on a la possibilité et le temps de se coucher sur un sopha ; les seconds, en toutes circonstances, s'adressent aux muscles et aux organes inactifs à ce moment-là. Ainsi, en marchant, le haut du corps peut, en bonne partie, être relâché ; tout particulièrement, on laissera les bras se balancer en pendule. Assis, ne pas croiser les jambes, mais laisser reposer les deux pieds sur le sol, en relâchant les muscles des bras, des jambes et des cuisses. Au spectacle, au concert, aux conférences, dans le train, dans le tram, à table, partout où l'on est assis, cette attitude est possible et doit être surveillée. Si l'on fait un travail exigeant une certaine force en même temps que de l'attention, détendons les muscles de la face qui sont souvent crispés. En un mot, on s'habituera à ne faire travailler que le minimum des muscles et à détendre les autres. D'abord, c'est une économie de forces, par conséquent de fatigue ; ensuite, c'est un exercice de gouvernement de soi-même.

L'aspiration et l'expiration légères décrites à la page 13 ne doivent pas être oubliées par les commençants. Cette pratique aide d'une façon étonnante à réaliser la détente. Lors de l'expiration, il semble qu'il soit naturel de « lâcher tout », et nous avons presque toujours vu se faire la détente à peu près parfaitement à ce second temps. Il est vrai qu'elle ne se maintient pas, mais, puisqu'elle se réalise, ne serait-ce qu'une seconde, il n'y a pas de raison pour qu'avec un peu de patience on n'arrive pas à la maintenir deux, puis trois, puis dix secondes et plus.

Il suffit aussi à d'autres personnes d'être distraites pour que les muscles se détendent très bien. Tant que leur attention est fixée sur le retrait de l'effort, il semble que la tension se fasse un malicieux plaisir de ne pas disparaître et que parfois même elle se renforce. On obtient une dérivation efficace de l'attention par la fixation (sans effort) des yeux, sur un objet quelconque placé de manière à ce que le regard l'atteigne naturellement. On pourra aussi fixer le doigt d'un aide, tenu à une distance d'environ un demi-mètre. Quelquefois il n'y a qu'à fermer les yeux pour que la détente survienne aisément.

L'auto-suggestion, qui est favorisée par le relâchement musculaire, favorise à son tour ce dernier. Il ne faudrait jamais, dans une séance de détente, manquer de se donner une auto-suggestion de calme, de repos, d'abandon. La formule à employer contiendra tous les termes qu'on pourra trouver, synonymes de relâchement, de détente, de mollesse, de laisser-aller, de flaccidité, de bien-être, etc. Toutefois, la meilleure formule est celle qui a donné son titre au présent livre : *Je me détends*. On la répétera lentement en passant en revue tous les membres, ainsi que les organes extérieurs et intérieurs. De cette façon, l'état de relâchement se généralise et s'approfondit rapidement ; les formules auto-suggestives aident puissamment à entraîner l'esprit à suivre la détente corporelle et à se dépouiller des pensées nuisibles.

Nous avons dit combien fréquemment on confond « relâchement » avec « immobilité ». Nous avons montré la différence fondamentale qu'il y a entre ces deux états (pp. 23 et 39). Si nous y insistons à nouveau, c'est parce que nous avons acquis la certitude que quantité d'échecs proviennent de cette confusion. On a cru suivre nos indications et on n'a fait que se rendre immobile par une tension de la volonté comme dans la position de « garde à vous », aggravant le mal qu'on voulait faire disparaître. En voici un exemple typique : une personne, à qui nous conseillions par correspondance des séances de détente musculaire, nous assurait qu'elle arrivait très bien à la réaliser. Ayant eu des doutes sur la rapidité d'un si beau résultat qui, pourtant, n'amenait pas d'amélioration dans l'état nerveux de notre élève, nous lui demandâmes une description d'une de ses séances. Nous apprîmes avec stupeur que le malheureux s'efforçait de s'allonger, de *s'étendre* autant qu'il le pouvait, au lieu de se *détendre !*

Donc, attention !

Une question qui nous est posée souvent, c'est de savoir à quoi on reconnaît qu'on est dans l'état de relâchement. — Il n'y a pas, il est vrai, de critère absolu permettant de dire à coup sûr qu'on est relâché. A ce défaut, notre expérience nous permet d'affirmer qu'au bout de peu de temps on acquiert *le sentiment* du degré de relâchement. Par exemple, quand on se trouve dans un puissant état d'énervement et par conséquent de tension nerveuse et musculaire, les premières tentatives ne sont pas immédiatement suivies de cette sensation caractéristique d'abandon. On peut même, au début, éprouver comme une augmentation de la tension. En persévérant, on finit cependant par percevoir vaguement cette sensation, puis d'une façon plus accusée, puis nettement ; à ce moment, la cause est gagnée et la conscience qu'on en a ne peut pas être confondue avec celle qui accompagne l'attitude de « garde à vous » de l'immobilité forcée. Ce sentiment de relâchement est d'ailleurs d'abord une pure sensation musculaire, il peut, par conséquent, être comparé au sentiment de l'effort musculaire dont il est l'opposé, et dont l'étude a été faite par W. James.

Si l'on peut disposer d'un aide, on aura un bon critère du relâchement musculaire en faisant l'exercice à deux. Station debout. On se fait tenir les bras élevés par l'aide qui ensuite laissera retomber soit l'un, soit l'autre, soit les deux à la fois, mais chaque fois *sans avertir*. Le relâchement est complet lorsque les bras tombent parfaitement flasques comme s'ils étaient privés de vie. Il faut recommencer tranquillement jusqu'à ce qu'on arrive à ce degré. Ce n'est souvent qu'une affaire de compréhension. Des personnes croient avoir compris, mais ne peuvent réaliser la détente ; dès qu'elles y sont parvenues une fois, elles comprennent réellement et continuent aisément les exercices.

Une autre question qui vient aussi souvent à l'esprit, est celle-ci : ce procédé ne risque-t-il pas de détendre le ressort de la volonté et de conduire ainsi à la mollesse physique et morale ? — Nous espérons que ceux qui auront lu attentivement notre travail auront déjà d'eux-mêmes trouvé la réponse à cette objection. Nous voudrions cependant ajouter quelques mots qui formeront en même temps une conclusion. La mollesse naturelle, la dépression morbide, sont des états négatifs nécessairement accompagnés de pensées négatives et renforcés d'auto-suggestions d'impuissance. La détente musculaire, au contraire, est un état passif mais *positif* créé par des pensées d'ordre positif, pour réaliser un but positif. Pendant ce temps, le subconscient est sollicité positivement. Si elle oppose une inertie momentanée à la suractivité des impulsions et des résistances, on a vu que ce n'est qu'un moyen pour conduire d'abord à un *apaisement* de la tempête physique et morale, ensuite à une *épargne* d'énergie, puis à une *libération* des forces utiles. — Ce ne sont, certes, pas là des facteurs de mollesse ; au contraire, répétons-le, ce sont, par excellence, des éléments générateurs d'action réfléchie, *de volonté*.

De tout ce qui précède, nous voudrions qu'il se dégage ce

fait : la détente musculaire pratiquée comme nous le comprenons est plus qu'un procédé : c'est une *méthode* d'auto-éducation ; elle doit conduire à la discipline de soi. Il ne faut donc pas se l'administrer à heures fixes comme un remède auquel on s'efforce de ne plus penser dès qu'il est avalé. Il faut en faire une base de vie qui se traduise par une attitude permanente.

Arrivé au bout de cette causerie avec nos lecteurs, nous osons croire que quelques-uns d'entre eux auront puisé en ces pages un nouveau motif de reprendre courage, en apprenant que les énergies qui sont en eux sont loin d'être épuisées, qu'il y a un moyen non violent de les coordonner et de faire servir pour eux celles qui agissaient contre eux. Après une vie intérieure agitée et angoissée vient l'espoir d'un avenir tranquille, d'un apaisement des souffrances nerveuses et morales, d'une transformation de la faiblesse instable en une force digne, calme et durable.

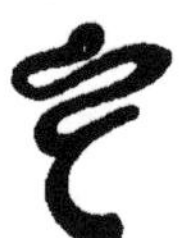

TABLE DES MATIÈRES

	Pages
Préface	5
Historique	11
Le relâchement musculaire	13
Divers effets physiques	14
Toux, constipation, nausées, hoquet	15
Fatigue physique, mouvements nerveux inutiles, tics, impatiences nerveuses	16
Repos, calme et sommeil	17
L'émotion	19
La passion	20
La colère	22
Le trac	23
La parole	24
L'écriture, la respiration	25
La dépression	26
Considérations théoriques	29
Arrêt et dissociation des causes psychologiques de l'émotion	29
Répercussion profonde, réflexe et associée, sur des muscles et des fonctions non soumis à la volonté	30
Auto-suggestion par le sens musculaire	32
Absorption de l'émotion par l'inertie physiologique	33
Effets physiques sur la circulation, les sécrétions et les échanges	36

Pages

Causes d'échecs 37
I. Imperfection de la transmission centripète des mouvements au cerveau. 37
II. Dispositions individuelles. 38

Perspectives d'avenir 42
I. Au point de vue scientifique. 42
Physiologie 42
Psychologie de l'émotion 42
Psychologie de la volonté d'inhibition. 42
Physiologie du sommeil. 43
Sciences psychiques. 43
Pédagogie 44
II. Au point de vue pratique. 45

APPENDICE 47

L'énergie, sa libération et son emploi 47
L'énergie 48
Impulsion 48
Résistance 49
Libération 51

Quelques conseils 52

www.ingramcontent.com/pod-product-compliance
Ingram Content Group UK Ltd.
Pitfield, Milton Keynes, MK11 3LW, UK
UKHW020415180726
13839UKWH00003B/1323

9 782329 177137